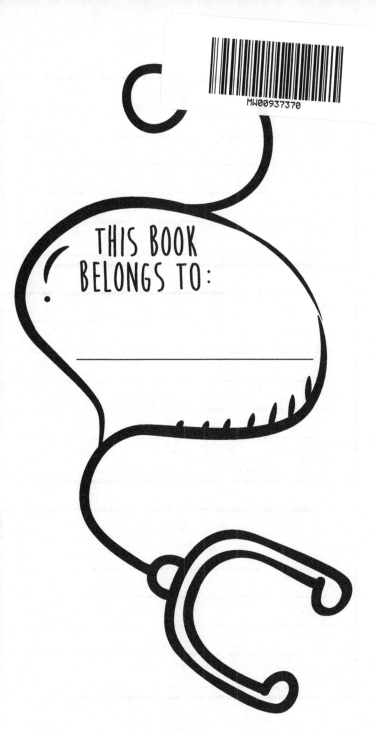

THIS BOOK
BELONGS TO:

_____

"

DATE: _____

_____

_____

_____

_____

NAME: _____ **"**

"

DATE: _____

_____

_____

_____

_____

NAME: _____ **"**

"

DATE: _____

_____

_____

_____

_____

NAME: _____ **"**

66

DATE: _____

_____

_____

_____

_____

NAME: _____

99

MEMORIES

_____

_____

_____

_____

_____

_____

_____

_____

_____

_____

_____

" DATE: _____

_____
_____
_____
_____

NAME: _____ "

" DATE: _____

_____
_____
_____
_____

NAME: _____ "

" DATE: _____

_____
_____
_____
_____

NAME: _____ "

66

DATE: _____

_____

_____

_____

_____

NAME: _____ 99

MEMORIES

_____

_____

_____

_____

_____

_____

_____

_____

_____

_____

66 DATE: _____

_____
_____
_____
_____

NAME: _____ **99**

66 DATE: _____

_____
_____
_____
_____

NAME: _____ **99**

66 DATE: _____

_____
_____
_____
_____

NAME: _____ **99**

DATE: _____

_____

_____

_____

_____

NAME: _____

MEMORIES

_____

_____

_____

_____

_____

_____

_____

_____

_____

_____

"

DATE: _____

_____

_____

_____

_____

NAME: _____

"

DATE: _____

_____

_____

_____

_____

NAME: _____

"

DATE: _____

_____

_____

_____

_____

NAME: _____

DATE: _____

_____

_____

_____

_____

NAME: _____

MEMORIES

_____

_____

_____

_____

_____

_____

_____

_____

_____

_____

DATE: _____

_____

_____

_____

_____

NAME: _____

DATE: _____

_____

_____

_____

_____

NAME: _____

DATE: _____

_____

_____

_____

_____

NAME: _____

DATE: _____

_____

_____

_____

_____

NAME: _____

MEMORIES

_____

_____

_____

_____

_____

_____

_____

_____

_____

_____

DATE: _____

_____

_____

_____

_____

NAME: _____

DATE: _____

_____

_____

_____

_____

NAME: _____

DATE: _____

_____

_____

_____

_____

NAME: _____

66

DATE: _____

_____

_____

_____

_____

NAME: _____

99

MEMORIES

_____

_____

_____

_____

_____

_____

_____

_____

_____

DATE: _____

_____
_____
_____
_____

NAME: _____

DATE: _____

_____
_____
_____
_____

NAME: _____

DATE: _____

_____
_____
_____
_____

NAME: _____

DATE: _____

_____

_____

_____

_____

NAME: _____

MEMORIES

_____

_____

_____

_____

_____

_____

_____

_____

_____

_____

DATE: _____

_____

_____

_____

_____

NAME: _____

DATE: _____

_____

_____

_____

_____

NAME: _____

DATE: _____

_____

_____

_____

_____

NAME: _____

DATE: _____

_____

_____

_____

_____

NAME: _____

MEMORIES

_____

_____

_____

_____

_____

_____

_____

_____

_____

" DATE: _____

_____

_____

_____

_____

NAME: _____ **"**

" DATE: _____

_____

_____

_____

_____

NAME: _____ **"**

" DATE: _____

_____

_____

_____

_____

NAME: _____ **"**

66

DATE: _____

_____

_____

_____

_____

NAME: _____

9 9

MEMORIES

_____

_____

_____

_____

_____

_____

_____

_____

_____

_____

DATE: _____

_____

_____

_____

_____

NAME: _____

DATE: _____

_____

_____

_____

_____

NAME: _____

DATE: _____

_____

_____

_____

_____

NAME: _____

DATE: _____

_____

_____

_____

_____

NAME: _____

MEMORIES

_____

_____

_____

_____

_____

_____

_____

_____

_____

_____

66

DATE: _____

_____

_____

_____

_____

NAME: _____

99

66

DATE: _____

_____

_____

_____

_____

NAME: _____

99

66

DATE: _____

_____

_____

_____

_____

NAME: _____

99

DATE: _____

_____

_____

_____

_____

NAME: _____

MEMORIES

_____

_____

_____

_____

_____

_____

_____

_____

_____

_____

"

DATE: _____

_____

_____

_____

_____

NAME: _____ **"**

"

DATE: _____

_____

_____

_____

_____

NAME: _____ **"**

"

DATE: _____

_____

_____

_____

_____

NAME: _____ **"**

DATE: _____

_____

_____

_____

_____

NAME: _____

MEMORIES

_____

_____

_____

_____

_____

_____

_____

_____

_____

_____

DATE: _____

_____

_____

_____

_____

NAME: _____

DATE: _____

_____

_____

_____

_____

NAME: _____

DATE: _____

_____

_____

_____

_____

NAME: _____

DATE: _____

_____

_____

_____

_____

NAME: _____

MEMORIES

_____

_____

_____

_____

_____

_____

_____

_____

_____

_____

_____

"

DATE: _____

_____
_____
_____
_____

NAME: _____ **"**

"

DATE: _____

_____
_____
_____
_____

NAME: _____ **"**

"

DATE: _____

_____
_____
_____
_____

NAME: _____ **"**

66

DATE: _____

_____

_____

_____

_____

NAME: _____

99

MEMORIES

_____

_____

_____

_____

_____

_____

_____

_____

_____

_____

DATE: _____

_____

_____

_____

_____

NAME: _____

DATE: _____

_____

_____

_____

_____

NAME: _____

DATE: _____

_____

_____

_____

_____

NAME: _____

DATE: _____

_____

_____

_____

_____

NAME: _____

MEMORIES

_____

_____

_____

_____

_____

_____

_____

_____

_____

_____

" DATE: _____

_____

_____

_____

_____

NAME: _____ **"**

" DATE: _____

_____

_____

_____

_____

NAME: _____ **"**

" DATE: _____

_____

_____

_____

_____

NAME: _____ **"**

DATE: _____

_____

_____

_____

_____

NAME: _____

MEMORIES

_____

_____

_____

_____

_____

_____

_____

_____

_____

_____

"

DATE: _____

_____

_____

_____

_____

NAME: _____

"

"

DATE: _____

_____

_____

_____

_____

NAME: _____

"

"

DATE: _____

_____

_____

_____

_____

NAME: _____

"

66

DATE: _____

_____

_____

_____

_____

NAME: _____

99

MEMORIES

_____

_____

_____

_____

_____

_____

_____

_____

_____

_____

_____

_____

" DATE: _____

_____

_____

_____

_____

NAME: _____ **"**

" DATE: _____

_____

_____

_____

_____

NAME: _____ **"**

" DATE: _____

_____

_____

_____

_____

NAME: _____ **"**

DATE: _____

_____

_____

_____

_____

NAME: _____

MEMORIES

_____

_____

_____

_____

_____

_____

_____

_____

_____

_____

"

DATE: _____

_____

_____

_____

_____

NAME: _____ **"**

"

DATE: _____

_____

_____

_____

_____

NAME: _____ **"**

"

DATE: _____

_____

_____

_____

_____

NAME: _____ **"**

DATE: _____

_____

_____

_____

_____

NAME: _____

MEMORIES

_____

_____

_____

_____

_____

_____

_____

_____

_____

" DATE: _____

_____
_____
_____
_____

NAME: _____ **"**

" DATE: _____

_____
_____
_____
_____

NAME: _____ **"**

" DATE: _____

_____
_____
_____
_____

NAME: _____ **"**

DATE: _____

_____

_____

_____

_____

NAME: _____

MEMORIES

_____

_____

_____

_____

_____

_____

_____

_____

_____

_____

_____

66

DATE: _____

_____

_____

_____

_____

NAME: _____

99

66

DATE: _____

_____

_____

_____

_____

NAME: _____

99

66

DATE: _____

_____

_____

_____

_____

NAME: _____

99

DATE: _____

_____
_____
_____
_____

NAME: _____

MEMORIES

_____
_____
_____
_____
_____
_____
_____
_____
_____
_____
_____

DATE: _____

_____

_____

_____

_____

NAME: _____

DATE: _____

_____

_____

_____

_____

NAME: _____

DATE: _____

_____

_____

_____

_____

NAME: _____

DATE: _____

_____

_____

_____

_____

NAME: _____

MEMORIES

_____

_____

_____

_____

_____

_____

_____

_____

_____

_____

_____

" DATE: _____

_____
_____
_____
_____

NAME: _____ **"** **"**

" DATE: _____

_____
_____
_____
_____

NAME: _____ **"** **"**

" DATE: _____

_____
_____
_____
_____

NAME: _____ **"** **"**

66

DATE: _____

_____

_____

_____

_____

NAME: _____

99

MEMORIES

_____

_____

_____

_____

_____

_____

_____

_____

_____

_____

DATE: _____

_____

_____

_____

_____

NAME: _____

DATE: _____

_____

_____

_____

_____

NAME: _____

DATE: _____

_____

_____

_____

_____

NAME: _____

DATE: _____

_____

_____

_____

_____

NAME: _____

MEMORIES

_____

_____

_____

_____

_____

_____

_____

_____

_____

_____

_____

DATE: _____

_____

_____

_____

_____

NAME: _____

DATE: _____

_____

_____

_____

_____

NAME: _____

DATE: _____

_____

_____

_____

_____

NAME: _____

DATE: _____

_____

_____

_____

_____

NAME: _____

MEMORIES

_____

_____

_____

_____

_____

_____

_____

_____

_____

_____

DATE: _____

_____

_____

_____

_____

NAME: _____

DATE: _____

_____

_____

_____

_____

NAME: _____

DATE: _____

_____

_____

_____

_____

NAME: _____

DATE: _____

_____
_____
_____
_____

NAME: _____

MEMORIES

_____
_____
_____
_____
_____
_____
_____
_____
_____
_____

"

DATE: _____

_____

_____

_____

_____

NAME: _____ **"**

"

DATE: _____

_____

_____

_____

_____

NAME: _____ **"**

"

DATE: _____

_____

_____

_____

_____

NAME: _____ **"**

DATE: _____

_____

_____

_____

_____

NAME: _____

MEMORIES

_____

_____

_____

_____

_____

_____

_____

_____

_____

_____

_____

66

DATE: _____

_____

_____

_____

_____

NAME: _____ 99

66

DATE: _____

_____

_____

_____

_____

NAME: _____ 99

66

DATE: _____

_____

_____

_____

_____

NAME: _____ 99

DATE: _____

_____

_____

_____

_____

NAME: _____

MEMORIES

_____

_____

_____

_____

_____

_____

_____

_____

_____

_____

" DATE: _____

_____

_____

_____

_____

NAME: _____ **"**

" DATE: _____

_____

_____

_____

_____

NAME: _____ **"**

" DATE: _____

_____

_____

_____

_____

NAME: _____ **"**

66

DATE: _____

_____

_____

_____

_____

NAME: _____

99

MEMORIES

_____

_____

_____

_____

_____

_____

_____

_____

_____

_____

_____

_____

DATE: _____

_____

_____

_____

_____

NAME: _____

DATE: _____

_____

_____

_____

_____

NAME: _____

DATE: _____

_____

_____

_____

_____

NAME: _____

DATE: _____

_____

_____

_____

_____

NAME: _____

MEMORIES

_____

_____

_____

_____

_____

_____

_____

_____

_____

_____

_____

DATE: _____

_____

_____

_____

_____

NAME: _____

DATE: _____

_____

_____

_____

_____

NAME: _____

DATE: _____

_____

_____

_____

_____

NAME: _____

DATE: _____

_____

_____

_____

_____

NAME: _____

MEMORIES

_____

_____

_____

_____

_____

_____

_____

_____

_____

_____

DATE: _____

_____

_____

_____

_____

NAME: _____

DATE: _____

_____

_____

_____

_____

NAME: _____

DATE: _____

_____

_____

_____

_____

NAME: _____

DATE: _____

_____

_____

_____

NAME: _____

MEMORIES

_____

_____

_____

_____

_____

_____

_____

_____

_____

_____

_____

DATE: _____

_____

_____

_____

_____

NAME: _____

DATE: _____

_____

_____

_____

_____

NAME: _____

DATE: _____

_____

_____

_____

_____

NAME: _____

66

DATE: _____

_____
_____
_____
_____

NAME: _____

MEMORIES

_____
_____
_____
_____
_____
_____
_____
_____
_____
_____
_____

66

DATE: _____

_____

_____

_____

_____

NAME: _____   99

66

DATE: _____

_____

_____

_____

_____

NAME: _____   99

66

DATE: _____

_____

_____

_____

_____

NAME: _____   99

DATE: _____

_____

_____

_____

_____

NAME: _____

MEMORIES

_____

_____

_____

_____

_____

_____

_____

_____

_____

_____

66

DATE: _____

_____

_____

_____

_____

NAME: _____   **99**

66

DATE: _____

_____

_____

_____

_____

NAME: _____   **99**

66

DATE: _____

_____

_____

_____

_____

NAME: _____   **99**

DATE: _____

_____

_____

_____

_____

NAME: _____

MEMORIES

_____

_____

_____

_____

_____

_____

_____

_____

_____

_____

_____

_____

" " DATE: _____

_____

_____

_____

_____

NAME: _____ **" "**

" " DATE: _____

_____

_____

_____

_____

NAME: _____ **" "**

" " DATE: _____

_____

_____

_____

_____

NAME: _____ **" "**

DATE: _____

_____

_____

_____

_____

NAME: _____

MEMORIES

_____

_____

_____

_____

_____

_____

_____

_____

_____

_____

_____

DATE: _____

_____

_____

_____

_____

NAME: _____

DATE: _____

_____

_____

_____

_____

NAME: _____

DATE: _____

_____

_____

_____

_____

NAME: _____

"

DATE: _____

_____

_____

_____

_____

NAME: _____

"

MEMORIES

_____

_____

_____

_____

_____

_____

_____

_____

_____

_____

DATE: _____

_____

_____

_____

_____

NAME: _____

DATE: _____

_____

_____

_____

_____

NAME: _____

DATE: _____

_____

_____

_____

_____

NAME: _____

DATE: _____

_____

_____

_____

_____

NAME: _____

MEMORIES

_____

_____

_____

_____

_____

_____

_____

_____

_____

_____

"

DATE: _____

_____

_____

_____

_____

NAME: _____ **"**

"

DATE: _____

_____

_____

_____

_____

NAME: _____ **"**

"

DATE: _____

_____

_____

_____

_____

NAME: _____ **"**

DATE: _____

_____

_____

_____

_____

NAME: _____

MEMORIES

_____

_____

_____

_____

_____

_____

_____

_____

_____

_____

_____

"

DATE: _____

_____
_____
_____
_____

NAME: _____ **"**

"

DATE: _____

_____
_____
_____
_____

NAME: _____ **"**

"

DATE: _____

_____
_____
_____
_____

NAME: _____ **"**

DATE: _____

_____

_____

_____

_____

NAME: _____

MEMORIES

_____

_____

_____

_____

_____

_____

_____

_____

_____

_____

DATE: _____

_____

_____

_____

_____

NAME: _____

DATE: _____

_____

_____

_____

_____

NAME: _____

DATE: _____

_____

_____

_____

_____

NAME: _____

DATE: _____

_____

_____

_____

_____

NAME: _____

MEMORIES

_____

_____

_____

_____

_____

_____

_____

_____

_____

_____

_____

_____

"

DATE: _____

_____
_____
_____
_____

NAME: _____

"

DATE: _____

_____
_____
_____
_____

NAME: _____

"

DATE: _____

_____
_____
_____
_____

NAME: _____

DATE: _____

_____

_____

_____

_____

NAME: _____

MEMORIES

_____

_____

_____

_____

_____

_____

_____

_____

_____

_____

_____

" DATE: _____

_____

_____

_____

_____

NAME: _____ **"**

" DATE: _____

_____

_____

_____

_____

NAME: _____ **"**

" DATE: _____

_____

_____

_____

_____

NAME: _____ **"**

DATE: _____

_____

_____

_____

_____

NAME: _____

MEMORIES

_____

_____

_____

_____

_____

_____

_____

_____

_____

_____

"

DATE: _____

_____

_____

_____

_____

NAME: _____ **"**

"

DATE: _____

_____

_____

_____

_____

NAME: _____ **"**

"

DATE: _____

_____

_____

_____

_____

NAME: _____ **"**

DATE: _____

_____

_____

_____

_____

NAME: _____

MEMORIES

_____

_____

_____

_____

_____

_____

_____

_____

_____

_____

"

DATE: _____

_____

_____

_____

_____

NAME: _____

"

"

DATE: _____

_____

_____

_____

_____

NAME: _____

"

"

DATE: _____

_____

_____

_____

_____

NAME: _____

"

DATE: _____

_____

_____

_____

_____

NAME: _____

MEMORIES

_____

_____

_____

_____

_____

_____

_____

_____

_____

_____

_____

_____

DATE: _____

_____
_____
_____
_____

NAME: _____

DATE: _____

_____
_____
_____
_____

NAME: _____

DATE: _____

_____
_____
_____
_____

NAME: _____

“

DATE: _____

_____

_____

_____

_____

NAME: _____

„ „

MEMORIES

_____

_____

_____

_____

_____

_____

_____

_____

_____

_____

DATE: _____

_____
_____
_____
_____

NAME: _____

DATE: _____

_____
_____
_____
_____

NAME: _____

DATE: _____

_____
_____
_____
_____

NAME: _____

DATE: _____

_____

_____

_____

_____

NAME: _____

MEMORIES

_____

_____

_____

_____

_____

_____

_____

_____

_____

_____

_____

DATE: _____

_____

_____

_____

_____

NAME: _____

DATE: _____

_____

_____

_____

_____

NAME: _____

DATE: _____

_____

_____

_____

_____

NAME: _____

DATE: _____

_____

_____

_____

_____

NAME: _____

MEMORIES

_____

_____

_____

_____

_____

_____

_____

_____

_____

_____

_____

" DATE: _____

_____

_____

_____

_____

NAME: _____ **"**

" DATE: _____

_____

_____

_____

_____

NAME: _____ **"**

" DATE: _____

_____

_____

_____

_____

NAME: _____ **"**

DATE: _____

_____

_____

_____

_____

NAME: _____

MEMORIES

_____

_____

_____

_____

_____

_____

_____

_____

_____

_____

_____

DATE: _____

_____

_____

_____

_____

NAME: _____

DATE: _____

_____

_____

_____

_____

NAME: _____

DATE: _____

_____

_____

_____

_____

NAME: _____

Made in United States
North Haven, CT
14 September 2023

41539927R00061